ÉTUDE DE MÉDECINE PHILANTHROPIQUE

LA LUTTE CONTRE LA TUBERCULOSE

Chez le Malade, dans la Famille, dans la Société.

NOTIONS ÉLÉMENTAIRES ET CONSEILS PRATIQUES DESTINÉS

AU PUBLIC ET AUX MALADES

PAR

Le Dr Louis de G. RIVIÈRE

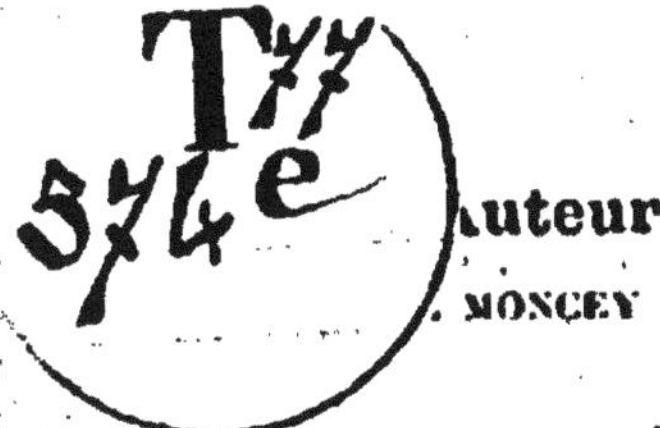

PARIS

auteur
. MONCEY

Chez A. Maloine, éditeur
21, PLACE DE L'ÉCOLE DE MÉDECINE

1898

LA LUTTE

CONTRE LA TUBERCULOSE

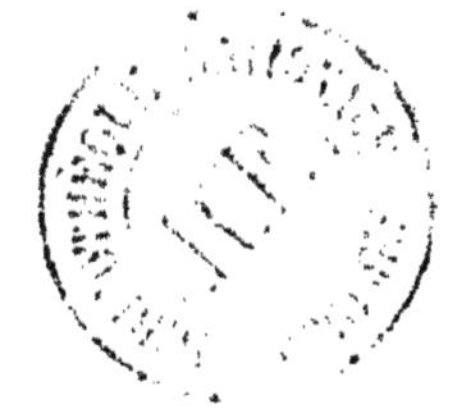

Prix : 60 centimes.

ÉTUDE DE MÉDECINE PHILANTHROPIQUE

LA LUTTE CONTRE LA TUBERCULOSE

Chez le Malade, dans la Famille, dans la Société.

NOTIONS ÉLÉMENTAIRES ET CONSEILS PRATIQUES

DESTINÉS

AU PUBLIC ET AUX MALADES

PAR

Le Dr Louis de G. RIVIÈRE

PARIS

Chez l'Auteur
16, RUE MONCEY

Chez A. Maloine, éditeur
21, PLACE DE L'ÉCOLE DE MÉDECINE

1898

INTRODUCTION

La Tuberculose est certainement la maladie qui cause le plus de ravages dans l'humanité : sans distinction de races, d'individus, de pays, de climats, elle fauche de tous côtés des victimes par milliers. Les sociétés civilisées, plus encore que les pays sauvages et primitifs, paient à cette maladie un large tribut : c'est pour elles une cause puissante d'affaiblissement, un véritable fléau qui diminue leur vitalité et compromet leur prospérité.

M. Nocard, professeur à l'Ecole d'Alfort, évalue à un cinquième la fraction de la population du globe qui comprend les tuberculeux. Mais dans les centres à grandes agglomérations, la proportion est encore bien plus considérable, souvent double de celle des campagnes : ainsi à Paris et dans le département de la Seine, on compte 33 0/0 de tuberculeux, et la statistique municipale accuse par semaine pour Paris une mortalité de près de 200 phtisiques, le quart environ de la mortalité générale, et par an une moyenne de 14.000. Vienne, Bruxelles comptent encore plus de tuberculeux que Paris : le professeur Leyden, de Berlin, évalue à plus d'un million le nombre des phtisiques qui meurent chaque année dans l'empire allemand.

Aucune des maladies tant redoutées, variole, fièvre typhoïde, choléra, etc., ne produit de semblables ravages, et même toutes réunies ne donnent pas un chiffre de mortalité aussi élevé.

Plus la civilisation d'un pays appartient à un degré supérieur, plus grands sont les désastres causés par la phtisie : elle amène en effet l'abandon des campagnes, l'encombrement des villes, le surmenage intellectuel et physique, la misère, toutes causes prédisposantes à l'éclosion du mal.

Devant un pareil fléau social, toutes les forces doivent s'unir dans une même idée de protection et de défense : efforts individuels, initiatives privées, pouvoirs publics, tous doivent concourir dans cette lutte contre la tuberculose, dans cette guerre à outrance contre le bacille.

Mais pour combattre ce dangereux ennemi avec toutes chances de succès, il faut d'abord le bien connaître, savoir ses mœurs, ses habitudes, sa puissance de résistance, ses moyens de défense. Il faut de plus disposer d'armes spéciales qui assurent la victoire.

Or notre but, en écrivant cet opuscule, est de bien faire connaître ce véritable ennemi, le bacille, et de mettre à la portée de tous des notions simples et précises, acquises aujourd'hui à la science, sur l'étiologie de la tuberculose, c'est-à-dire la cause première de cette maladie si meurtrière ; sur le traitement hygiénique et diététique du tuberculeux ; et sur les moyens dont disposent l'individu et la société pour arriver à la guérison, et éviter le contage et la dissémination.

Nous avons divisé notre opuscule en quatre parties. Dans la première, nous nous attacherons aussi brièvement que possible à bien fixer dans l'esprit du lecteur ces questions d'étiologie, de contagion, d'hérédité, de prédisposition, dont la connaissance est nécessaire pour bien comprendre les moyens à employer pour combattre le mal. Dans la deuxième, nous nous étendrons plus longuement sur le traitement du malade, sur les ressources dont il peut disposer pour guérir, sur les précautions qu'il est dans l'obligation de prendre pour éviter la contagion autour de lui. Enfin dans la troisième et la quatrième partie nous fixerons en quelques pages le rôle de la famille et celui de la société dans cette lutte contre la phtisie.

Répandre et vulgariser de pareilles notions, destinées à sauver et à épargner tant de vies, c'est travailler dans l'intérêt de l'humanité et pour le plus grand bien de son pays. C'est faire acte de bonne philanthropie, du meilleur patriotisme.

CHAPITRE PREMIER

ÉTIOLOGIE DE LA TUBERCULOSE

I. — La contagion.

Au commencement de ce siècle, Laënnec, sans croire personnellement à la contagion, rapporte que dans certains pays néanmoins la phtisie passait pour être contagieuse et transmissible : on y brûlait les vêtements et les matelas des malades après leur mort. Lui-même, en pratiquant l'autopsie d'un phtisique, se blessa à l'index, eut un tubercule, et vingt ans plus tard, il mourait poitrinaire.

Le roi de Naples, en 1782, avait bien rendu un édit ordonnant des mesures prophylactiques sévères pour éviter la contagion de la phtisie, telles que séquestration des malades, désinfection de leur linge et de leurs meubles, etc., et condamnant à de fortes amendes et même au bannissement les médecins, les ecclésiastiques qui ne dénonceraient pas leurs malades phtisiques. Mais l'idée juste de contagion qui avait dicté cette ordonnance draconienne n'avait pas franchi les frontières de l'Italie, et bientôt même dans ce pays elle était oubliée.

C'est en 1865 seulement que Villemin annonce à l'Académie de Médecine que la tuberculose est inoculable et contagieuse. Mais il n'y rencontre guère que des incrédules, et il faut arriver jusqu'à Pasteur pour mettre en pleine lumière cette découverte de Villemin, en établissant la nature parasitaire des maladies infectieuses.

Cette doctrine de la tuberculose parasitaire est professée en 1881 par Bouchard avec sa haute autorité, bien que le parasite ne soit pas encore isolé, cultivé suivant la méthode de Pasteur.

Enfin après bien des tentatives vaines de la part d'expérimentateurs nombreux, Koch, de Berlin, en 1882, parvenait à isoler et à cultiver le bacille auquel il a donné son nom, et établissait sûrement les fondements de la doctrine parasitaire de la tuberculose, qui ouvrait des horizons inconnus, et éclairait enfin d'un jour éclatant cette obscure question de la phtisie.

Bientôt une foule de médecins, d'expérimentateurs, guidés par les indications de Koch, dirigeaient leurs études de ce côté tout nouveau, confirmaient sa découverte, et publiaient une foule de brochures sur l'agent virulent, la vraie cause spécifique de la tuberculose.

Bacille. — Il se présente sous la forme d'un bâtonnet grêle, d'une longueur de 1 à 5 pr., c'est-à-dire de 1 à 5 dix-millièmes de millimè-

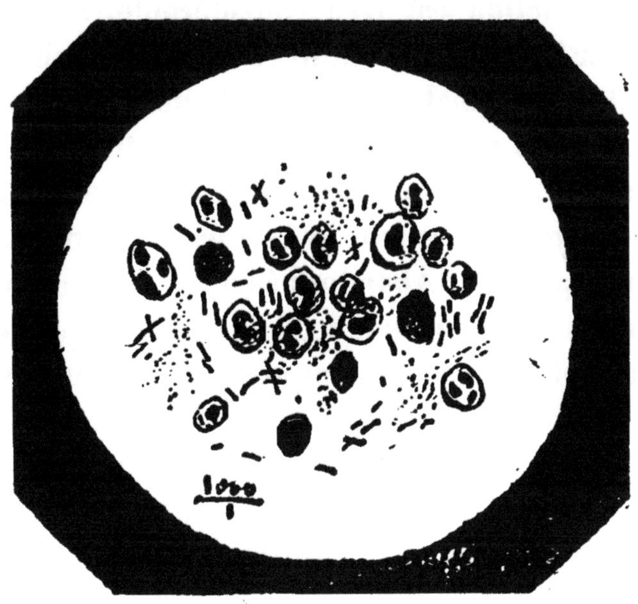

tre environ, ou droit ou légèrement incurvé. Examinés dans les crachats ou dans les tissus tuberculeux, les bacilles sont isolés ou réunis en groupe plus ou moins régulièrement, placés soit parallèlement, soit à angles variables. Ils existent toujours dans les crachats des phtisiques ; on peut les observer aisément au microscope, après les avoir mis en évidence par certaines réactions colorantes, et ils se présentent à l'œil dans le champ suivant l'aspect ci-dessus.

La résistance du bacille aux divers agents de destruction est très considérable. Seule la chaleur humide, l'ébullition de quelques minutes le détruit : la chaleur sèche a moins d'influence. La lumière solaire et le grand air atténuent sa virulence, sans la faire disparaître complètement : dans l'obscurité ils la conservent pendant très longtemps. Abandonnés à eux-mêmes dans une chambre de malade, les crachats perdent leur contagion seulement au bout de deux mois et demi. La congélation, la dessication, la salaison ne diminuent pas la virulence du bacille : il peut même séjourner longtemps dans le sol, un ou deux ans, sans perdre son pouvoir infectieux : ce serait là un argument en faveur de la crémation, les vers de terre ramenant la matière tuberculeuse à la surface du sol et devenant ainsi des agents dangereux de propagation.

La résistance aux diverses substances antiseptiques est aussi très grande.

Ces bacilles sécrètent des produits solubles, ou toxines, qui sont de véritables poisons pour l'organisme, et contribuent, pour une large part, à la production de la déchéance physique, de la cachexie qui souvent marquent le terme de la maladie.

Modes de contagion. — La contagion de la tuberculose ne fait de doute aujourd'hui pour personne : c'est une vérité admise par tous, irréfutablement établie par les inoculations de Villemin aux animaux, par la découverte de Koch et les expériences et travaux d'une foule de bactériologistes. Mais comment s'opère cette contagion ? Quels sont les modes les plus fréquents de la transmission de la tuberculose, en dehors de la transmission héréditaire qui n'est pas démontrée et au sujet de laquelle nous reviendrons plus loin.

Cette transmission du bacille se fait principalement par inhalation dans les voies respiratoires, par ingestion dans les voies digestives, ou par contact de la peau.

Transmission par inhalation dans les voies respiratoires. — C'est le mode le plus commun, et ce qui le prouve, c'est la localisation habituelle des premiers tubercules aux sommets du poumon, où se fixent surtout les poussières inhalées.

L'atmosphère en effet autour de nous est remplie de poussières tuberculeuses, provenant de la dessication de crachats de phtisiques, de crachats bacillifères. Ce n'est pas l'haleine du tuberculeux qui est contagieuse : l'air expiré est toujours dépourvu de germes. Mais le crachat, rejeté au hasard, dans la rue, sur le parquet, dans le mouchoir même, se dessèche : il se réduit en poussière fine qui se répand dans l'air, et c'est sous cette forme qu'il pénètre dans les bronches. On le trouve toujours en grande abondance dans la poussière des habitations ou des hôpitaux où vivent les phtisiques dont l'éducation n'a pas été faite, et qui crachent par terre ou dans leurs mouchoirs. Dans les grandes villes, si garnies de tuberculeux qui sans scrupule crachent dans la rue, ils sont disséminés un peu partout. Les mouches elles-mêmes sont des agents de dissémination.

De nombreux faits ont démontré cette contagion par inhalation ; et on a cité même de véritables épidémies qui se sont produites dans des familles, dans des bureaux, des ateliers, des prisons où les phtisiques crachaient par terre. M. Marfan rapporte l'observation très instructive d'une épidémie qui a sévi dans un bureau comptant 22 employés: en 1878, il y entre 2 phtisiques, qui toussent et crachent sur le plancher, dans un local exigu et mal aéré. Les employés arrivaient au bureau de bonne heure au milieu d'un air chargé des poussières du balayage du matin: 13 d'entre eux ont succombé à la phtisie de 1884 à 1889. Devant une telle mortalité, l'administration fit évacuer le bureau, brûler le plancher, remettre la pièce à neuf, et depuis cette époque il ne s'est produit aucun cas nouveau de tuberculose.

Transmission par ingestion dans les voies digestives. — Dans ces dernières années on s'est beaucoup occupé de ce mode de contamination, qui se fait par la viande et le lait provenant d'animaux phtisiques. C'est là une question en effet de la plus haute importance, et de nature à entraîner des mesures prophylactiques considérables.

La transmission de la tuberculose par ingestion a été nettement démontrée par les expériences de Chauveau, de Villemin, qui, faisant ingérer de la matière tuberculeuse à des génisses, les rendaient bientôt phtisiques, avec des lésions pulmonaires constatées très nettement à l'autopsie. Les muqueuses buccale, intestinale, peuvent donc aisément être traversées par le bacille, et quelle que soit la voie d'introduction du virus, le poumon est généralement le premier et même souvent le seul organe atteint.

D'un autre côté les travaux des mêmes expérimentateurs, et surtout de Chauveau, ont prouvé l'identité de la tuberculose humaine et de la tuberculose bovine : en faisant ingérer à des bœufs des produits de tuberculose pulmonaire de l'homme, ils rendaient ces bœufs tuberculeux. N'a-t-on pas aussi cité de nombreux faits de tuberculose contractée par des vétérinaires, en pratiquant des autopsies de vaches pommelières ?

Arloing, en basant ses calculs sur les statistiques fournies par les abattoirs, évalue à 5 0/0 le nombre d'animaux tuberculeux, livrés à la consommation : on peut se faire ainsi une idée des dangers que court la population. Et encore il y a lieu de penser que ce chiffre est bien inférieur à la réalité, si l'on réfléchit que le propriétaire d'une bête suspecte se garde bien de conduire cette bête à l'abattoir, mais la fait tuer dans la banlieue, d'où elle revient à la ville sous forme de viande de boucherie.

Maintenant toutes les parties de l'animal malade sont-elles également nuisibles, dangereuses? Bouley, Arloing, Chauveau, Nocard, etc., ont fait de nombreuses expériences, tendant à déterminer la virulence des diverses parties de l'organisme d'un animal tuberculeux. Pour les uns tous les organes sont suspects, et quelles que soient la gravité et l'étendue de la lésion bacillaire, il faut retirer cette viande de la consommation et la détruire. Pour les autres, à moins que la tuberculose ne soit généralisée à toute l'économie, les seuls organes atteints sont dangereux et doivent être détruits, tous les muscles restant indemnes de bacilles. L'accord donc sur cette importante question est loin d'être parfait ; aussi par prudence cette viande suspecte ne devrait-elle être consommée qu'à la condition que la cuisson en soit complète, c'est-à-dire assurer la destruction du bacille, et ainsi écarter tout danger d'infection.

Le sang ne semble virulent que dans la

tuberculose généralisée; il faut néanmoins en proscrire l'usage dans un but thérapeutique, car il n'a rien du reste de la valeur qu'on s'est plu à lui attribuer.

Contamination par le lait. — Comme la viande, le lait a été accusé de jouer un rôle considérable dans la propagation de la tuberculose, surtout dans le jeune âge. En effet, beaucoup de vaches laitières sont atteintes de cette maladie, tout en présentant l'apparence de la meilleure santé. On a même constaté dans certaines étables 40 à 60 pour 100 de vaches tuberculeuses. La maladie sévirait surtout dans les grandes villes, où les animaux tassés dans des étables privées d'air et de lumière, se trouvent dans des conditions hygiéniques tout à fait défavorables et propices au développement de la tuberculose. Mais le lait de ces vaches est-il toujours virulent, c'est-à-dire chargé de bacilles? Il n'y a pas de doute, quand la tuberculose est généralisée, a envahi tous les organes, ou bien lorsque le pis des vaches malades est lui-même atteint. Mais lorsque la mamelle est saine ou la tuberculose localisée par exemple aux poumons, les opinions diffèrent. Néanmoins le plus grand nombre d'expérimentateurs affirment avoir découvert des bacilles dans le lait provenant de vaches atteintes seulement de la tuberculose pulmonaire ; d'autres ont inoculé avec le même lait des cobayes, qui, dans la proportion de 33 pour 100 sont devenus tuberculeux.

En 1891, le Dr Ollivier, de Chartres, a rapporté l'histoire d'un pensionnat où six cas de tuberculose (à formes méningée, péritonéale ou pulmonaire) se sont produits chez des élèves bien portantes, sans aucune hérédité, pendant le séjour d'une vache laitière tuberculeuse dans l'étable de l'établissement.

Ces dangers de propagation par le lait virulent, ou simplement suspect, imposent donc l'obligation de prendre des mesures sévères pour prémunir la population, dans les grandes villes surtout où la consommation est si considérable. Par précaution même, chaque individu, ignorant la source du lait qu'il boit, devra le faire bouillir, pour détruire tout bacille, et se mettre à l'abri de ce mode de contage.

Tous les produits dérivés du lait infecté, la crème, le beurre, conservent sa virulence : et le microscope y découvre des bacilles, plusieurs mois après leur préparation.

Le lait d'une femme tuberculeuse est-il virulent? Aucun travail scientifique ne permet de l'affirmer : il y a lieu néanmoins de le penser en raisonnant par analogie.

Transmission par la peau. — Ce mode de contagion est très rare, il exige d'une part une solution de continuité aux téguments, une plaie, et d'autre part le contact de produits tuberculeux. C'est ainsi que peut se développer un tubercule anatomique, un lupus, etc., toute tuberculose cutanée en général assez bénigne, et sans grande tendance à l'envahissement d'organes internes.

Transmission par relations sexuelles. — Lorsque les organes génitaux de l'homme sont atteints de lésions tuberculeuses, le sperme est chargé de bacilles, et la propagation est par conséquent possible dans les rapports sexuels ; de même chez la femme la tuberculose de l'utérus, ou plutôt des annexes, est transmissible à l'homme.

Dans les affections tuberculeuses des autres organes, poumons, péritoine, articulations, etc., il semble également démontré que le sperme est virulent, bacillifère, et à l'appui de cette opinion on cite cette observation d'un taureau atteint seulement de tuberculose pulmonaire, qui aurait contaminé soixante vaches, jusque-là parfaitement saines.

Inutile d'insister sur l'importance de cette notion au sujet des rapports de l'homme et de la femme. L'abstention absolue s'impose d'elle-même, elle est commandée du reste par les dangers de l'inhalation par les voies respiratoires et par ceux plus fréquents encore des baisers conjugaux.

II. — Hérédité de la phtisie.

Si la contagion de la tuberculose est aujourd'hui nettement établie par les recherches et les découvertes de ces dernières années, et est devenue vérité courante, l'importance de l'hérédité au contraire a perdu du terrain, et cette notion admise depuis Hippocrate et les temps les plus reculés, est maintenant l'objet de violentes discussions, et d'opinions très dissemblables.

Les uns affirment cette hérédité directe,

c'est-à-dire la transmission directe du bacille des parents à l'enfant (soit par le sperme du père, soit par le sang maternel à travers le placenta); et à l'appui de leur assertion, ils citent quelques cas, rares à la vérité, de tuberculoses congénitales, soit dans la race humaine, soit dans l'espèce bovine, où l'autopsie des fœtus révélait très nettement des lésions tuberculeuses dans le poumon et particulièrement dans le foie. Ils invoquent en plus la fréquence de la tuberculose dans les premiers mois de la vie, surtout chez les enfants issus de phtisiques. Mais cette tuberculose ne serait-elle pas déjà plutôt acquise, c'est-à-dire le résultat de la contagion dans un milieu infecté?

C'est là la deuxième opinion que professent la plupart des médecins, aujourd'hui : niant la transmission directe du germe, ils admettent la transmission par les parents phtisiques d'un état constitutionnel en vertu duquel leurs enfants sont prédisposés à la tuberculose et par la cohabitation avec ces parents malades, et par la bonne qualité du terrain qu'ils offrent à la culture bacillaire. Il y aurait donc là hérédité de terrain, et non plus de germe. Cette dernière opinion a été confirmée par les expériences de M. Vignal, à la Clinique d'accouchement, qui, ayant inoculé des animaux avec des organes de nouveau-nés issus de mères phtisiques ou avec le placenta, n'a obtenu que des résultats négatifs, ainsi que par les autopsies d'enfants, nés de mères tuberculeuses, faites dans le service de M. Hatinel, autopsies négatives.

Il paraît donc légitime d'admettre aujourd'hui que l'enfant, issu de parents tuberculeux, n'apporte pas en naissant le germe de la maladie, mais un terrain favorable au développement de ce germe ; il ne naît pas tuberculeux, mais seulement tuberculisable, candidat à la tuberculose. Que les hasards de la contagion, si grands en raison de la cohabitation avec les parents, sèment un bacille de Kock sur ce terrain propice, et bientôt évolueront les lésions, méningite, péritonite, bronchite, qui déciment la première enfance. Nous sommes ainsi ramenés à cette grande notion de la contamination et de la tuberculose acquise, tant chez l'enfant que chez l'adulte ou le vieillard.

III. — Causes prédisposantes.

L'hérédité n'a donc plus que la valeur d'une cause prédisposante, qui modifie l'économie, qui affaiblit sa résistance, et diminue ainsi sa défense dans la lutte entre le bacille d'une part et les éléments anatomiques d'autre part. Et la phtisie des ascendants n'a pas d'action autre que les diverses maladies débilitantes dont ils peuvent être atteints.

D'autre facteurs agissent d'une façon absolument identique : en affaiblissant l'organisme, ils le prédisposent à l'invasion bacillaire. Ils constituent des causes prédisposantes, qui appartiennent à l'individu lui-même, ou aux milieux dans lesquels il vit.

L'individu prédisposé est marqué par des stigmates que les anciens avaient décrits avec grand soin. Il a la peau blanche et transparente, les pommettes rouge-vif ; le cou long et effilé, la poitrine étroite, les omoplates saillantes, les membres longs et grêles, les yeux enfoncés et cerclés de noir, le regard vif et brillant, les cils longs et blonds, les dents blanches, vite carriées.

En général les sujets voués à la phtisie sont des êtres mal venus, à apparence infantile ou féminine, à développement incomplet dû soit à une influence héréditaire (alcooliques, dégénérés, etc.), soit encore à des maladies infantiles.

Laënnec signalait le rétrécissement du thorax comme l'attribut des tuberculeux; — Villemin toutefois remarque la très grande fréquence de la phtisie dans l'armée, bien qu'on ne déclare propres au service militaire que les hommes dont la circonférence thoracique est suffisante.

L'âge et le sexe ne paraissent avoir aucune influence sur le développement de la tuberculose : — la femme néanmoins y serait plus prédisposée par certaines circonstances de sa vie. Ainsi la grossesse a une influence défavorable sur l'évolution de la phtisie. On comprendra aisément en effet que lorsqu'elle s'accompagne au début des troubles digestifs, elle diminue bientôt la résistance de l'organisme sur lequel a plus de prise le bacille. Si la femme est déjà atteinte de lésions avancées, son état s'aggrave habituellement; parfois néanmoins, il semble s'améliorer, mais quelques semaines après l'accouchement le mal empire, la fièvre s'allume, la cachexie survient, et la malade succombe.

L'allaitement agit comme la grossesse : non seulement il doit être interdit à toute mère malade ou suspecte, mais encore à toute femme faible et débile, qu'il met en état de moindre résistance contre la tuberculose.

Les affections des voies respiratoires ont une action prédisposante très nette : tout le monde connait le rôle de la bronchite à répétitions, du rhume négligé, du vomissement de sang qui est déjà plutôt la conséquence du mal que la cause. L'influence de la pleurésie a été bien mise en lumière par Landouzy, qui la considère elle-même comme étant d'origine tuberculeuse dans le plus grand nombre de cas.

Les affections du tube digestif si fréquentes, dilatation de l'estomac, ulcère, entérite chronique, maladies du foie, en entravant l'alimentation, amènent un amaigrissement, une inanition, avec amoindrissement rapide et notable des forces de l'individu qui devient la proie facile du microbe. La mauvaise qualité des aliments ordinaires a une action semblable à la fois débilitante et pernicieuse.

Mais sans contredit la cause la plus néfaste est l'alcoolisme. M. Lancereaux par de patientes recherches a bien établi cette mauvaise influence des boissons alcooliques, surtout chez les ouvriers des villes, qui en si grand nombre prennent la tuberculose. Ce sont, d'après lui, les buveurs empoisonnés par l'absinthe et tous les apéritifs, bitter, vermouth, etc., qui sont surtout prédisposés à la bacillose, les buveurs de vin étant plutôt sujets à la cirrhose, aux maladies de foie. Ajoutez à cette cause le surmenage physique, la misère, les soucis, les émotions tristes qui assaillent les travailleurs, et vous comprendrez combien est diminué le pouvoir de résistance de pareils organismes, destinés à succomber dans la lutte contre le bacille.

Les maladies infectieuses aussi, la rougeole, la variole, surtout la coqueluche et la grippe prédisposent à la phtisie; la syphilis également aggrave la situation des tuberculeux.

Les diathèses sont les unes indifférentes, les autres aggravantes. La goutte et l'arthritisme semblent sans action: mais les diabétiques, surtout les jeunes, paient un large tribut à la maladie de poitrine, puisqu'un tiers environ meurt de la phtisie. De même les malades du système nerveux, cerveau ou moelle épinière, affaiblis par une mauvaise nutrition, succombent fréquemment de la poitrine.

La diathèse lymphatique et scrofuleuse qui est un état constitutionnel propre à l'enfance constitue une prédisposition bien certaine à la tuberculose : c'est une opinion presque unanime. M. Marfan néanmoins croit que la scrofule et ses différentes manifestations, lupus, écrouelles, tumeurs blanches, etc., sont l'expression d'une bacillose atténuée, et au lieu d'accroître la tendance de l'individu à la phtisie pulmonaire, lui conféreraient plutôt une certaine immunité.

La question des milieux est de la plus haute importance dans le développement de la phtisie. Les climats n'ont pas grande influence, pas plus que les saisons, l'humidité et la sécheresse. Les hautes altitudes ont été regardées par Jaccoud comme exemptes de bacilles : à Davos, dans l'Engadine, la tuberculose aurait été inconnue jusqu'au jour où l'on établit des stations de phtisiques. Mais Jacoby, qui a repris l'étude de cette question, montre l'immunité des régions élevées pour la phtisie comme nullement prouvée, et du reste due plutôt à la pureté de l'air, à l'égalité de la température, au peu d'humidité de l'atmosphère, et enfin à l'abaissement de la pression atmosphérique qui facilite la circulation et la respiration.

Mais c'est surtout la densité de la population, qui, bien plus que le milieu ambiant, favorise les ravages de la tuberculose. Au bord de la mer, dans les montagnes, dans les campagnes où la population est disséminée sur une grande étendue de terrain, la phtisie est relativement peu fréquente. Il en est tout autrement dans les villes d'autant plus néfastes qu'elles sont plus peuplées sur une surface plus restreinte. Non seulement en effet l'air est insuffisant, mais il est vicié par des émanations de toutes sortes : respiré plusieurs fois, ruminé, il perd de son oxygène, et par conséquent de ses qualités vivifiantes : l'organisme s'affaiblit et n'a plus la force de résister axx bacilles qui l'assaillent, si nombreux dans ces grandes agglomérations. C'est à cette même cause qu'il faut rapporter aussi la très grande fréquence de la phtisie dans les casernes, prisons, ateliers, couvents, orphelinats, cause à laquelle viennent souvent s'ajouter le manque de lumière et l'insuffisance de l'alimentation.

Telles sont les notions élémentaires qu'il importe de connaître. Profondément gravées dans les esprits, elles permettent de comprendre facilement les moyens que doivent utiliser le malade pour se guérir, la société pour se protéger.

CHAPITRE II

LA LUTTE DU MALADE

I. Curabilité de la phtisie.

Un préjugé répandu dans le public et accrédité même près d'un certain nombre de médecins, assigne à la tuberculose pulmonaire une gravité telle qu'elle passe pour une affection incurable, entrainant la mort fatalement à délai plus ou moins long.

Or, rien n'est plus faux et plus contraire à l'observation journalière. La vérité est que la tuberculose est particulièrement curable : c'est même, a-t-on dit, la plus curable des maladies chroniques. En dehors même de tout traitement et de toute médication, elle a une tendance naturelle à la guérison, et le nombre d'individus tuberculeux et guéris à leur insu est incalculable.

Il n'est pas un médecin attentif qui n'ait observé dans sa clientèle plusieurs cas de guérison, alors que le diagnostic ne laissait place dans son esprit à aucun doute, et que son opinion souvent était absolument défavorable à l'issue de la maladie. Combien de médecins qui eux-mêmes tuberculeux sont revenus à la santé, à force d'hygiène et de soins assidus. Moins heureux que ceux-là, Laënnec considérait cependant comme curable la phtisie, dont il a été une victime.

Les autopsies aussi ne sont-elles pas là pour nous démontrer la curabilité de cette maladie? Dans la moitié des cas, on trouve des tubercules guéris aux sommets des poumons, sous forme de noyaux fibreux ou calcifiés, chez des individus même qui n'avaient pendant la vie présenté aucun signe pouvant attirer l'attention du côté de la poitrine. Chez les vieillards, dans les autopsies faites à la Salpêtrière, on découvre au moins dans le tiers des cas, des cavernes pulmonaires anciennes cicatrisées.

En dehors même du monde médical, qui n'a entendu citer un poitrinaire fatalement condamné, et revenu comme par miracle à la santé? Qui n'a connu un vieillard, mourant de sénilité, après avoir été condamné à l'âge de vingt ans, trente ans? Ces cas de guérison, regardés encore par quelques-uns comme d'heureuses exceptions, sont beaucoup moins rares qu'on ne pense généralement, et deviennent aujourd'hui particulièrement nombreux, depuis que les malades sont soumis aux traitement et règles hygiéniques bien compris.

Du reste si la guérison n'est pas toujours absolue, c'est-à-dire accompagnée de la disparition de tout germe morbide, elle peut être tout au moins relative, et alors elle conserve encore une grande valeur, puisqu'elle permet au malade de reprendre, avec sa place dans la société, le travail qui lui assure l'existence, et l'espoir qui entretient le courage.

Mais, disent certains pessimistes, la guérison du phtisique est-elle si désirable, et vraiment utile à lui-même et à la société? Le tuberculeux guéri sera toujours un faible, dans un état d'infériorité marquée, et doué d'une résistance très amoindrie : dans de telles conditions, la rechute sera facile et lui enlèvera vite les bénéfices du traitement et de la guérison. Cela est vrai dans un certain nombre de cas : mais dans la plupart la guérison est bien définitive, et le sujet guéri, mieux éclairé sur les causes et les conséquences de la maladie, évite la récidive grâce aux précautions qu'il s'est habitué à observer. Pour les autres c'est une trêve, précieuse encore, longue parfois de plusieurs années, pendant lesquelles ils cessent d'être une quantité négligeable, une charge même, pour devenir au contraire le soutien de leur famille, et reprendre un rôle actif dans la communauté. L'intérêt général gagne ainsi à leur rétablissement passager, et vraiment il serait odieux et cruel que l'Etat ne favorisât pas de tout son pouvoir un pareil résultat, qui augmente sa force vive, et diminue ses charges.

Assurément, au point de vue de la descendance, ils sèmeront de la graine de faibles : mais n'avons-nous pas des armes pour augmenter la résistance de ces enfants débiles, activer leur développement, et contrarier ainsi leur mauvaise tendance héréditaire?

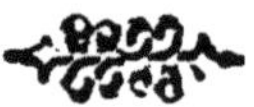

II. Rôle du médecin.

Bien pénétré de cette vérité consolante, le médecin n'hésitera plus à révéler au malade la nature de son mal et sa gravité. Autrefois, avec cette notion d'affection incurable condamnant fatalement à une mort rapide, il eût été cruel d'éclairer le tuberculeux, de jeter dans son cœur le plus affreux désespoir ; il valait mieux par un pieux mensonge l'illusionner sur son véritable état, lui cacher la nature et les conséquences de son mal, et lui éviter ainsi les affres d'une agonie prématurée. Si le devoir obligeait le médecin à avertir l'entourage, la pitié lui commandait le silence près du malade.

Mais aujourd'hui cette pitié ne deviendrait-elle pas cruauté, si elle contribuait à laisser dans une douce quiétude, dans une profonde indifférence, un homme qui pourrait guérir, connaissant son état et se soumettant aux prescriptions qu'il réclame ?

Cette révélation assurément doit être faite

avec tout le tact, tous les ménagements dont le médecin est capable. D'abord par quelques réflexions habiles, par quelques réticences, en exprimant ses craintes pour l'avenir, il éveillera l'attention de son malade et fera naître quelques soupçons dans son esprit. Puis lentement, progressivement, parlant surtout avec son cœur, il lui dévoilera toute la vérité, couvrant à ses yeux la gravité du mal, mais mettant bien en évidence sa curabilité par le traitement qu'il imposera avec autorité.

A cette franchise le malade a tout à gagner ; il sera toujours impressionné, plus ou moins suivant son tempérament, mais l'optimisme, qui est l'apanage de cette maladie, effacera vite cette mauvaise impression, fera renaître l'espoir, et donnera le courage de s'armer pour la lutte qui va commencer, lutte dans laquelle il a d'autant plus de chances de vaincre qu'elle s'engagera plus tôt.

Ainsi le tuberculeux, avec la notion exacte de la nature et de la gravité de son mal, avec la conviction d'arriver à une guérison presque complète et certaine, abordera franchement et bravement le traitement, soucieux d'y apporter son attention de tous les instants, et préoccupé uniquement par la crainte de quelques omissions ou imprudences.

III. Traitement pharmaceutique.

Le traitement par les médicaments, quelque important qu'il soit, sera un peu négligé dans cette étude où nous nous adressons directement aux malades. Il appartient aux médecins, dans chaque cas particulier, d'en déterminer les indications, et suivant leurs préférences, d'administrer arsenic, phosphates, créosote, gaïacol, etc.; d'employer la méthode révulsive au moyen de vésicatoires, pointes de feu, teinture d'iode, etc. Il y a cependant certains symptômes, certains accidents que le malade doit connaître, pour n'en être pas effrayé, et contre lesquels il doit avoir quelques armes.

L'hémoptysie, le vomissement plus ou moins abondant de sang, est un accident fréquent à toutes les phases de la tuberculose pulmonaire, et qui jette l'effroi dans l'esprit du malade et de son entourage. Cet accident, le plus souvent sans gravité, réclame un traitement médicamenteux dicté par le médecin : mais avant l'arrivée de celui-ci, le malade doit se mettre au lit, se tenir dans un repos absolu, garder le silence, prendre exclusivement quelques fragments de glace, ou quelques gorgées de boisson glacée. Sa famille, dont l'émoi est toujours grand en cette circonstance, au lieu de perdre la tête comme il arrive trop souvent, montrera le plus grand calme, et persuadée de l'issue favorable de cet accident pour ainsi dire habituel, s'ingéniera à faire partager au malade sa tranquillité et sa confiance.

La *fièvre* oblige aussi le tuberculeux à garder le lit, ou tout au moins la chambre : matin et soir il s'assurera de sa température, en plaçant dans l'aisselle un thermomètre qu'il conservera 10 à 15 minutes. La température normale oscille au voisinage de 37° : au-delà de 37°6, il y a fièvre, et le médecin doit intervenir par son médicament préféré, en même temps que son attention est éveillée par cette élévation qui peut être l'indice d'une aggravation ou d'un accident aigu intercurrent.

Les *sueurs nocturnes* incommodent aussi souvent le phtisique : un excellent moyen pour les combattre, c'est la fenêtre ouverte pendant la nuit, comme il sera expliqué plus loin. Même résultat est obtenu par l'hydrothérapie, soit sous forme de douches, soit mieux en lotions froides, légèrement salées ou alcooliques, qui activent les fonctions de la peau et influencent si favorablement le système nerveux.

La *toux* est l'apanage du tuberculeux : elle débute avec la lésion, continue pendant toute son évolution. Souvent opiniâtre et fatigante, elle revient par quintes qui secouent péniblement la poitrine malade, provoquent après les repas le vomissement, et déterminent l'insomnie. Les efforts qu'elle occasionne peuvent amener la rupture de petits vaisseaux, et devenir ainsi la cause d'hémoptysies plus ou moins abondantes. Lorsque cette toux est engendrée par la présence de secrétions dans les bronches, elle est bienfaisante, puisqu'elle contribue à l'expulsion du crachat. Mais le plus souvent elle est causée par l'irritation qu'exerce la lésion sur les nerfs sensitifs du poumon, et elle n'est alors suivie d'aucune expectoration. Alors le malade doit commander à cette toux sèche, et la réduire au silence : au lieu d'obéir au moindre picotement à la gorge, comme il arrive souvent, de tousser et faire de pénibles et inutiles efforts pour cracher, il doit mettre toute sa volonté à résister à cette envie; il respirera lentement, largement, exclusivement par le nez pour échauffer l'air au contact de sa muqueuse nasale, et le débarrasser des poussières dont il est chargé et qui deviendraient une nouvelle cause d'irritation. Par l'exercice, et grâce à une certaine dose d'énergie, il disciplinera ainsi très rapidement sa toux, et arrivera bientôt à résister au besoin de tousser aussi facilement qu'on résiste au besoin de se gratter.

Nous ne mentionnerons que pour mémoire les essais de vaccination qui ont été faits dans le but de conférer l'immunité, ou de guérir la tuberculose. Pas plus les inoculations de virus tuberculeux atténué que celles de produits solubles secrétés par les bacilles n'ont donné les résultats espérés. Bien loin de là, les méfaits de la tuberculine de Koch sont encore présents à tous les esprits. Les expérimentateurs n'ont pas été plus heureux avec les injections de sérum provenant d'animaux supposés réfractaires à la tuberculose, comme le chien, la chèvre, etc.; et aujourd'hui ces méthodes de traitement sont tombées dans le domaine du charlatanisme.

IV. — *Traitement hygiénique.*

C'est le facteur le plus important du traitement de la phtisie. Grâce à lui, l'organisme malade est bientôt complètement modifié, sa résistance augmente, ses lésions se cicatrisent, et les bacilles vaincus et privés de force finissent par disparaître, ne trouvant plus le terrain propice à leur culture et à leurs ravages. A la seule hygiène rationnelle sont dues une foule de guérisons nettement constatées, depuis surtout l'établissement de ces sanatoria, où les malades, soumis à cette hygiène bien comprise, sont l'objet d'une observation minutieuse.

Les pratiques hygiéniques, ordonnées aux tuberculeux, toutes compliquées qu'elles peuvent paraître de prime abord, sont cependant simples et d'une exécution facile. Du reste le malade, bien convaincu que sa guérison en dépend, y emploiera toute sa volonté, toute son énergie morale : c'est une question de vie ou de mort qu'il doit avoir constamment présente à l'esprit. Devant elle, tout doit céder : plaisirs, habitudes, préférences, certaines nécessités même. Ne vaut-il pas mieux bouleverser complètement son existence que de courir à une mort certaine, vers laquelle entraîneraient à la fois la maladie et les habitudes mauvaises ?

Aussitôt donc que le malade sera fixé sur son état, il commencera sa cure avec confiance et avec courage, bien persuadé qu'elle a d'autant plus de chances de succès que la lésion est plus récente. Et pour cela il ne sera retenu par aucune considération, ni arrêté par aucune exigence, devoir ou occupation. Peu à peu ces pratiques hygiéniques passeront à l'état d'habitude ; il les conservera après la guérison et elles le mettront à l'abri de rechutes ; en apprenant à guérir, il apprendra aussi à vivre.

L'éducation hygiénique comprend l'*aération*, l'*exercice* ou le *repos*, l'*alimentation* et la *désinfection du crachat*.

L'air. — L'influence pernicieuse de l'air confiné, proclamée depuis longtemps, ne fait de doute pour personne : c'est la notion d'hygiène élémentaire connue de tous, mais combien peu fertile jusqu'à ce jour en mesures vraiment utiles.

Nous savons combien une aération insuffisante est nuisible aux individus de bonne santé, et plus particulièrement aux débilités de toutes sortes, et nous avons vu quelle action prédisposante toute spéciale elle exerce sur les malheureux ouvriers, empilés dans des locaux sombres et exigus, qui bientôt deviennent une proie facile pour le bacille de Koch.

Or, après l'invasion de la maladie, si cette action nuisible se continuait, le malade, au lieu de marcher vers la guérison, verrait bientôt son état s'aggraver, ses lésions progresser. Il a besoin d'un air d'autant plus pur, d'autant plus tonique, que sa surface respiratoire est plus diminuée par sa lésion pulmonaire. Il recherchera donc de suite un milieu dans lequel l'air soit aussi parfait que possible, facilement renouvelable, et sans grands risques d'être vicié.

L'air doit être abondant : aussi le phtisique quittera au plus vite l'atelier, le bureau, le magasin de la grande ville ; il évitera le café, le théâtre ; autant que possible, il se dirigera vers la campagne, à l'air libre qu'il n'aura plus à partager. Le jour, sans cesse en dehors de son habitation, il respirera à pleins poumons : bien protégé par des vêtements chauds, il n'aura pas à redouter le froid, les variations atmosphériques, et sous tous les temps il continuera sa cure d'air. Si l'air calme et sec est préférable pour ces malades, il est bien établi néanmoins que le froid et l'humidité aggravent rarement leur état : cela vient à l'encontre d'une opinion accréditée sans fondement près du public, et qui, en cloîtrant ces malades dans des chambres d'une aération insuffisante, toujours difficile, leur cause le plus grand préjudice. Des sanatoria, en effet, ont été installés sans distinction dans tous pays, chauds, froids, humides ; et l'on n'a pas eu à constater de différence notable dans les résultats satisfaisants de la cure d'air.

Les physiologistes estiment à 10 mètres cubes (10.000 litres) la quantité d'air que nous introduisons chaque jour dans notre poumon, et il est généralement admis que pour que toutes les conditions de l'hygiène soient remplies, un homme doit avoir à sa disposition 10 m. c. d'air pur par heure. A chaque respiration, 1/2 litre d'air entre, puis sort du poumon ; comme nous respirons 13 à 14 fois par minute, c'est 20.000

inspirations que nous faisons en 24 heures, et ainsi 10.000 litres d'air qui pénètrent dans la poitrine.

Rappelons-nous que l'air est un mélange d'oxygène, d'azote, d'acide carbonique et de vapeur d'eau : 100 parties d'air renferment en volume 21 d'O, et 79 d'Az ; l'acide carbonique s'y trouve toujours, mais en très faible proportion 4/10,000. C'est l'O qui a le principal rôle dans la respiration : porté par l'air dans les alvéoles pulmonaires, il y est absorbé par le globule sanguin, entraîné grâce au courant du sang artériel jusque dans les tissus où s'opère la combustion. Là le sang, après abandon de son O, se charge de CO^2 et par la voie veineuse ramène ce gaz au poumon, où il est expulsé, et où recommence un nouvel échange.

L'air expiré est donc moins riche en O, de la quantité retenue par les tissus, 1/4 environ de l'O qui pénètre à chaque inspiration : ce 1/4 est remplacé par une quantité équivalente de CO^2 expulsé par l'expiration et on a calculé qu'un adulte en produisait ainsi de 16 à 17 litres à l'heure, environ 400 litres par jour.

Or non seulement l'air ne doit pas être mesuré aux phtisiques, mais encore on comprendra qu'il doit être aussi pur que possible, exempt de ces produits de viciation que l'on retrouve fatalement dans les milieux de toute agglomération humaine.

L'air expiré par une multitude de poitrines, ruminé déjà, suivant une heureuse expression, renferme, comme nous venons de voir, une quantité d'acide carbonique qui en diminue les qualités vivifiantes, en abaissant le taux de l'oxygène : c'est ainsi que, représenté dans l'air atmosphérique par quelques dix-millièmes seulement, on a constaté sa présence dans certains établissements fermés en proportion très considérable, chaque 1/2 litre d'air arrivant à contenir jusqu'à 21 cmc. de CO^2. Non seulement donc cet air n'est plus assez généreux pour entretenir les combustions, produire de la chaleur et des forces; mais encore la trop grande quantité de CO^2 dans le milieu ambiant s'oppose à la sortie de celui qui est dans le sang, et entrave ainsi le jeu respiratoire.

L'asphyxie dans un air confiné est due en effet à ces deux causes : diminution de l'O, et augmentation de CO^2 : et elle survient quand l'air contient 4 pour 1.000 de CO^2. Nous voyons que, sans être un poison, l'acide carbonique sera particulièrement nuisible aux phtisiques, puisqu'il se substitue à l'O d'autant plus nécessaire chez eux que la surface d'absorption pulmonaire est plus restreinte, la lésion plus étendue. Et c'est le cas de répéter cette phrase de J.-J. Rousseau: « L'haleine de l'homme est mortelle à l'homme. »

L'atmosphère est encore le réceptacle de principes étrangers en suspension, qui exercent une influence mauvaise sur le malade: ce sont des gaz, des poussières, etc., qui résultent de l'éclairage, ou qui s'échappent de nos usines, de nos fabriques, où non seulement les ouvriers sont exposés à leur action nocive, mais encore les habitants du voisinage. Les poussières de charbon déterminent chez les ouvriers mineurs une sorte de phtisie, l'anthracose, particulièrement commune en Angleterre.

Parmi les matières minérales en suspension dans l'air, citons encore le plomb, si funeste aux peintres qui presque toujours finissent par présenter des accidents d'intoxication saturnine ; l'arsenic, le mercure, le phosphore, dont le maniement cause tant de ravages parmi les ouvriers en allumettes.

L'ouvrier tuberculeux ou même suspect,

appartenant à ces professions qui nécessitent la manipulation de pareilles substances, quittera au plus vite et sans hésitation sa fabrique, son atelier : il fuira vers la campagne à la recherche d'occupations plus saines, dans un milieu plus pur.

Fenêtres ouvertes. — Cette aération doit être continue, et le malade doit disposer d'un air pur et abondant la nuit aussi bien que le jour. L'*aération permanente* de la chambre où il couche est de toute nécessité, et elle est réalisée, en laissant les fenêtres ouvertes pendant toute la durée de la nuit.

Tout d'abord, pour habituer le malade, la fenêtre sera entr'ouverte derrière des persiennnes closes ou en avant de grands rideaux fermés : puis peu à peu on augmentera l'ouverture, et enfin on arrivera à ouvrir les persiennes elles-mêmes ou à supprimer les rideaux.

En cas de grands vents, d'orage, ou de pluies torrentielles, il est bon de garantir le pied du lit par un paravent, pour mettre le patient à l'abri du courant d'air frais, tout en permettant le renouvellement constant de l'air dans la pièce. De plus le lit doit être placé de telle façon qu'il ne se trouve pas dans le courant d'air de la fenêtre à la cheminée.

Le malade, vêtu d'une chemise de flanelle, protégé par d'épaisses et chaudes couvertures, n'a rien à redouter même de l'air le plus froid. « Ce n'est pas par la respiration, mais par le corps, que l'on prend froid, dit le professeur Peter; couvrez-vous bien dans votre lit, respirez de l'air froid et pur, et vous aurez chaud. »

Au début assurément le tuberculeux éprouvera de la répugnance à suivre cette prescription : sous l'empire de craintes de toutes sortes, entretenues par des préjugés, il hésitera longtemps parfois à s'exposer à l'air frais de la nuit, auquel souvent il attribue bien à tort la cause de son mal. Mais ses objections et ses craintes finiront bien vite par tomber devant l'autorité du médecin, devant le désir de guérir. Et les malades s'habituent si bien à ce nouveau genre de vie, que, si par hasard on a oublié un soir d'ouvrir leur fenêtre, ils se réveillent au milieu de la nuit avec une sensation de malaise général, qui leur fait réclamer de suite cette ouverture.

Il faut néanmoins, pour éviter le refroidissement de la peau, avoir soin de la fermer pendant que le malade s'habille ou se déshabille.

Cette aération nocturne continue, si bien comprise dans les sanatoria, est à la portée de tous : elle peut être réalisée aussi bien dans la chambre la plus modeste que dans l'appartement le plus luxueux.

La température intérieure de la chambre ne subit que dans d'assez faibles limites les grandes variations nocturnes de la température extérieure : même en hiver, par les grands froids, elle s'abaisse rarement au-dessous de 10°. C'est là une température nullement préjudiciable, mais qu'il serait imprudent néanmoins de dépasser, et qu'un feu modéré permettrait aisément de maintenir, si besoin était.

Une seule croisée est suffisante pour cette aération nocturne ; les autres doivent être tenues fermées. Grâce à ce bain d'air, la fièvre, les sueurs de la nuit, au lieu d'être une contre-indication, sont diminuées, et même bien vite supprimées, le sommeil plus facile, l'appétit meilleur, et les forces ne tardent pas à renaître.

De plus la chambre du phtisique sera vaste, à plafond élevé, orientée vers le midi autant que possible. Elle sera garnie des meubles indispensables, lit, table, chaise ou fauteuil ; elle n'aura ni tentures, ni tapis, réceptacles de poussières et de microbes; elle ne sera pas encombrée de ces objets d'art, de ces tableaux, de ces mille bibelots, qui, par la place qu'ils occupent, diminuent d'autant le volume d'air respirable.

Exercice ou repos. — Le malade, qui présente de la fièvre, qui crache du sang, qui subit une poussée congestive aiguë, doit se mettre au repos complet. Il restera dans son lit, ou s'étendra sur une chaise longue, chaudement vêtu, garanti contre le froid par de bonnes et épaisses couvertures, les pieds sur des bouillottes d'eau chaude s'il est nécessaire.

Mais cette cure de repos doit-elle être appliquée à tous les tuberculeux sans distinction, comme on le fait dans certains sanatoria où les malades passent toute la journée étendus à l'air sur la chaise longue, sous des vérandahs ou galeries couvertes? Nous ne le pensons pas, et croyons plutôt qu'un exercice modéré et bien réglé est préférable à cette immobilité absolue, qu'il faut réserver pour les cachectiques, anémiques et fébricitants. Tous les autres se livreront avec avantage à des marches proportionnées à l'état de leurs forces. Ils feront leurs premières promenades sur un terrain plat : dès qu'ils éprouveront une sensation de fatigue, ils s'arrêteront pour se reposer, se gardant surtout avec soin de s'échauffer jusqu'à transpiration. Peu à peu, par un entraînement lent et prudent, ils augmenteront la durée de ces marches et la distance à parcourir journellement; ils arriveront même à gravir doucement des côtes, des sentiers escarpés, sans fatigue, sans toux, sans essoufflement.

Une promenade peut ainsi être faite matin et soir avec tout profit pour le phtisique : elle accélère la circulation, active la respiration et favorise tous les échanges nutritifs. Elle produit, il est vrai, une certaine dépense de forces : mais sous son influence l'appétit se relèvera, l'estomac fonctionnera régulièrement et les recettes seront plus abondantes.

Ces promenades se feront à l'ombre autant que possible, et non au soleil dont la chaleur détermine parfois des accidents, maux de tête, fièvre, congestion pulmonaire, hémoptysie, etc. Les malades doivent donc avoir avec eux dans leurs sorties une ombrelle pour se garantir la tête et les épaules.

De même ils emporteront toujours un par-dessus, un mac-ferlane, un vêtement chaud, qui les protègera de tout refroidissement aux haltes de repos, ou les garantira contre la pluie et les averses.

Cet exercice assurément est difficile à bien régler : il est variable suivant les forces de chaque malade, qui devra toujours s'arrêter à temps, avant même d'avoir ressenti la fatigue. Toutefois s'il est permis de préciser davantage la durée et la distance de chaque promenade, disons qu'une promenade d'une heure, deux ou trois fois par jour, est facilement supportée ; elle doit se faire de préférence sans but ; ce doit être une sorte de flânerie tranquille, ne pouvant amener aucune lassitude.

Si le repos physique n'est pas de rigueur, le repos intellectuel et moral doit être aussi complet que possible. Les lectures sont autorisées, mais coupées par des intervalles de repos fréquents et prolongés. Le malade peut écrire ; il peut causer, mais pas trop longtemps, et il doit éviter toute discussion un peu vive, la lecture à haute voix, le chant.

Pour rompre la monotonie du temps, il peut faire des promenades en voiture, se livrer aux distractions de la photographie, aux attraits de l'herborisation.

Mais nous ne saurions lui permettre l'équitation, qui produit des secousses du thorax, et provoque vite la fatigue et l'échauffement.

De même, nous proscrivons l'usage de la bicyclette, si à la mode aujourd'hui. Ce n'est pas que cet exercice demande une dépense de forces considérable, mais nous savons combien il est difficile dans ce sport de garder une juste mesure, de s'arrêter à temps, combien l'entraînement est facile, et l'échauffement presque inévitable avec sudation abondante et refroidissement fréquent.

A ces exercices actifs, le malade pourra ajouter certaines pratiques hygiéniques, destinées à endurcir sa peau, à augmenter sa résistance aux intempéries. Puisqu'il est vrai qu'on s'enrhume non par son poumon, mais par sa peau, il importe donc de fortifier la surface cutanée, pour éviter les bronchites et les affections catarrhales, de nature à aggraver la situation déjà si précaire du phtisique.

Le contact permanent de l'air extérieur contribue déjà à endurcir sa peau. Mais cela ne suffit pas toujours pour prévenir la sueur au moindre effort du malade, pour supprimer cette moiteur qui l'incommode la nuit et souvent le jour. Il faut recourir alors à des frictions et à certaines pratiques hydrothérapiques.

Tout d'abord le malade sera frictionné chaque matin dans son lit avec un gros drap ou un gant de flanelle : cette friction sera faite d'abord sur les jambes, dans le sens de la circulation veineuse, c'est-à-dire de leurs extrémités vers leurs racines, puis sur les bras, et enfin sur la poitrine et le dos.

Après une quinzaine de jours, ces frictions seront faites avec un gant de crin imbibé d'alcool, eau de Cologne par exemple, puis alcool coupé d'eau, puis eau pure ou salée. Après un mois ou un mois et demi, on commence l'hydrothérapie à proprement parler : d'abord des enveloppements dans le drap mouillé. Puis peu à peu, on arrivera même à la douche froide de 10 à 15 secondes, mais seulement chez les malades presque guéris, ou présentant les symptômes d'une tuberculose bénigne et tout à fait au début.

Les bains, comme mesure de propreté, sont autorisés une fois par semaine : mais ils doivent être courts, une dizaine de minutes, et suivis d'une friction énergique.

La peau ainsi endurcie sera encore protégée

par des vêtements de grosse laine absorbante et chaude : la flanelle s'impose, en contact direct avec la surface cutanée. Après chaque promenade, si le malade la sent un peu humide, il devra la changer, et, pour sécher vite la peau, faire une friction sèche assez vigoureuse.

Alimentation. — La cure d'air ne peut relever l'organisme du tuberculeux, lui donner un maximum de vigueur, que bien conduite de front avec la cure d'alimentation. Celle-ci même a une importance majeure, puisqu'elle fournit les matériaux nécessaires à sa reconstitution, tandis que l'autre améliore seulement la qualité du liquide sanguin.

Les déperditions du phtisique sont considérables : elles se font par toutes les voies et de toutes manières, par l'expectoration, par la la diarrhée, par les sueurs, par la fièvre ; elles amènent rapidement l'amaigrissement et parfois la consomption. De là, pour lui plus que pour tout autre, l'obligation de manger afin de réparer ces pertes, et de manger abondamment. Un phtisique qui mange et digère est un malade à moitié guéri, a-t-on dit.

Malheureusement son estomac se refuse souvent à cette alimentation et suralimentation. Parfois il y a un manque d'appétit absolu, un dégoût des aliments, comme il arrive souvent au début de la maladie : le tuberculeux malgré la meilleure volonté ne se nourrit que d'une façon insuffisante. D'autres fois, ce sont des vomissements provoqués par une toux opiniâtre, ou dus à une dyspepsie hypochlorhydrique, et l'alimentation, quelqu'abondante et appropriée qu'elle soit, n'arrête pas la marche rapide vers la cachexie. Un traitement spécial, dicté par le médecin, est alors nécessaire pour rétablir le fonctionnement régulier des voies digestives.

Pour le phtisique dont les fonctions gastriques sont normales, voici le régime qu'il doit observer.

Tout d'abord l'alimentation doit être abondante : il faut que la quantité des aliments absorbés soit supérieure à celle que prend l'homme sain. Comme ses recettes doivent l'emporter sur ses dépenses déjà exagérées, il faut que le phtisique se suralimente : ainsi seulement il arrivera à maintenir l'équilibre de son budget vital, ou mieux encore fera pencher la balance du côté des recettes.

De plus l'alimentation sera aussi variée que

possible, avec prédominance cependant pour les aliments gras.

Le tuberculeux se nourrira donc surtout de viandes, d'œufs, de graisses, de lait.

Pour réparer ses pertes en azote, il mangera beaucoup de viandes : il les absorbera sous toutes les formes (rôties, grillées, braisées, en daube), et de toutes qualités (volailles, viandes de boucherie, charcuterie, gibiers, poissons, crustacés, huîtres), assaisonnées avec des épices de toutes sortes pour stimuler son appétit.

La viande crue, râpée, pilée et passée au tamis, est souvent fort utile : ainsi divisée et privée de tissu fibreux et tendineux, la fibre musculaire est facilement digérée même par les estomacs délicats. Le malade en prend de 80 à 200 grammes par jour, soit sous forme de bols poudrés de sucre, soit dans du bouillon, soit en sandwichs, salée et poivrée, bien épicée, sur une épaisse couche de beurre.

Les peptones d'ordinaire mal préparées sont peu recommandables, de même les poudres de viande, à odeur généralement repoussante. Exception faite pour la *somatose*, un produit alimentaire nouveau qui est accepté facilement, et nous a semblé donner de bons résultats nutritifs.

Les œufs ont une part importante dans l'alimentation du phtisique : l'albumine du blanc est très assimilable et a une haute valeur nutritive ; le jaune contient de la graisse et du fer, très utiles comme nous allons le voir. Six, huit, dix par jour, crus ou préparés au goût du malade.

Les graisses doivent avoir, ainsi que nous l'avons dit, une place prépondérante dans l'alimentation du tuberculeux. Non seulement elles agissent en fournissant au corps de la graisse et du carbone, mais aussi elles ont la propriété de ralentir la désassimilation des matières albuminoïdes, et même, d'après Bischoff, la désassimilation des phosphates. Elles s'opposent ainsi de deux façons bien distinctes à la dénutrition et à l'amaigrissement. Elles sont données sous toutes les formes : cervelles, jaunes d'œufs, caviar, gras de jambon, fromages, mais surtout beurre qui doit toujours figurer sur la table du malade.

Le bouillon gras a des avantages, celui entre autres d'exciter l'appétit et de préparer une bonne sécrétion gastrique.

L'huile de foie de morue, qui doit être considérée plutôt comme aliment gras que comme médicament en raison de sa faible teneur en iode, est particulièrement recommandée, et à hautes doses pour les estomacs tolérants. Les huiles blondes sont préférables aux huiles blanches ou noires. L'huile n'est en général prise que pendant l'hiver, à la dose journalière de 2 à 8 cuillerées à bouche, suivant la tolérance de l'estomac. Dans les cas où elle est mal supportée et amène des troubles gastriques, il importe de ne pas insister, quitte à la remplacer par d'autres aliments gras.

L'iodoléine, huile de morue iodo-saccharinée, est moins désagréable au goût que l'huile ordinaire, et se recommande par la haute dose d'iode qu'elle contient.

Le lait tient aussi une place importante dans cette suralimentation : chez les fébricitants et les dyspeptiques, il constitue même souvent le seul aliment, aliment complet, il est vrai, puisqu'il contient tous les principes nécessaires à la nutrition. Cependant il ne doit pas, dans la plupart des cas, figurer comme aliment aux repas : il sera pris dans l'intervalle, en qualité d'excédent, à la dose de 1 à 2 litres. S'il est mal supporté, on en dissimulera la saveur en l'aromatisant avec du café, du thé, du cognac, du rhum, du kirsch, ou on le remplacera par le koumys, le kéfir, laits de vache ou de jument fermentés.

Les végétaux verts sont peu utiles : néanmoins ils favorisent l'appétit, et les salades, par exemple, incitent à avaler la viande.

Les féculents, lentilles, haricots, pois, pommes de terre, principalement sous forme de purées, ont certainement une grande valeur nutritive, mais moindre que les viandes et les œufs qui se trouveraient d'autant diminués dans l'alimentation. Le pain lui-même sera consommé en quantité modérée.

Comme boisson ordinaire, de préférence au vin, le malade fera usage de la bière, beaucoup plus nutritive ; ou de thé légèrement alcoolisé. Après chaque repas, il peut prendre un verre à bordeaux de vin généreux.

L'alcool est très utile : mais il y a lieu de le considérer plutôt comme médicament que comme aliment : il diminue les combustions, et mérite ainsi sa réputation de médicament d'épargne. Il peut être pris soit dans le lait le soir au coucher, 2 ou 3 cuillerées à café, soit dans le thé, soit en petit verre après le déjeuner. Mais la consommation journalière ne devra jamais dépasser 50 à 60 grammes, c'est-à-dire 3 à 4 cuillerées à bouche.

La distribution des repas n'a rien d'immuable : elle varie suivant la propriété digestive de chaque estomac, et suivant les habitudes du pays. Au Canigou, sanatorium français, le Dr Sabourin fait faire à ses malades trois repas par jour, copieux et abondants, à la mode française. En Allemagne, à Falkenstein, sous la direction de Dettweiler, les repas sont plus nombreux, six par jour, et distribués ainsi qu'il suit :

De 7 heures à 8 heures, premier déjeuner avec du beurre et du lait en abondance, du pain blanc et des biscuits.

A 10 heures, deuxième déjeuner. Pain, beurre, quelques viandes froides, œufs, un à deux verres de lait.

A 1 heure, repas complet, soupe, viandes chaudes et froides, légumes, salade, compote. En plus, un à deux verres de vin.

A 4 heures, un à deux verres de lait, pain, beurre, viande crue, biscuits facultatifs.

A 7 heures, soupe, viandes chaudes et froides, purée, compote, salade, beurre, un verre de vin ou de la bière.

A 9 heures, un verre de lait avec 2 ou 3 cuillerées de cognac. Ce qui fait six repas par jour.

En somme, le malade ordinaire choisira, suivant ses habitudes, ses goûts, les dispositions de son estomac, l'une ou l'autre méthode : elles donnent toutes les deux des résultats identiques.

Mais le phtisique dyspeptique, privé de tout appétit, est-il donc voué fatalement à l'inanition et à la déchéance qu'amène si rapidement le terrible mal?

Bien souvent pour réveiller son appétit, il suffit de le changer de milieu : il faut l'envoyer sous un autre climat, si possible, le mettre devant une table différente. Ou bien cédant aux sollicitations pressantes de son entourage, de ses amis, il arrive à vaincre sa répugnance, coupe sa viande par petits morceaux, la mélange à des épices, puis l'avale sans la mâcher, Peu à peu ainsi il se nourrit, et à mesure que son état s'améliore, son appétit augmente, sa digestion se fait mieux, et un beau jour il est tout étonné de manger avec plaisir de tous les plats.

Enfin si l'appétit ne renaissait pas, on aurait

recours à la viande crue, œufs et lait, pour toute alimentation, pendant un temps plus ou moins long, après lequel le malade voit disparaître son dégoût et ses troubles gastriques, et reprend progressivement les mets ordinaires.

Le gavage, avec la sonde, prôné autrefois par Debove, est aujourd'hui presque abandonné; de même, les poudres de viandes et les peptones.

Crachoirs. — Nous avons vu, au sujet de la contagion de la tuberculose, que celle-ci provenait presque exclusivement de l'inhalation de poussières, chargées de bacilles de Kock et servant de véhicule à ces microbes. Nous avons vu aussi que ces poussières dangereuses et mortelles résultaient de la dessication des crachats, répandus sur le sol, sur les parquets, ou conservés dans le mouchoir de poche. Mises en mouvement par le balayage, l'époussetage, le battage, le brossage des étoffes, des meubles, des couvertures, des vêtements, ces poussières, en suspension ainsi dans l'air, pénètrent dans les voies respiratoires, se déposent sur la peau et les muqueuses, sur les objets usuels servant aux usages alimentaires et constituent un danger permanent pour les personnes qui séjournent dans cette asmosphère souillée.

Afin d'éviter cette grande cause de transmission à sa famille, à son entourage, le phtisique ne saurait prendre de trop grandes précautions, même les plus gênantes : si, en effet, la société a la générosité de le conserver dans son sein, au lieu de le rejeter comme un paria, il a lui l'obligation, par devoir et par gratitude, de diminuer, autant qu'il le peut, les chances de dangers qu'il fait courir à ses semblables.

Bien persuadé donc du rôle néfaste du crachat desséché, il se gardera de cracher sur le sol, sur le parquet, pas plus chez lui que dans la rue ou les lieux publics. Il évitera également de cracher dans un mouchoir, dans des serviettes : le crachat, mis en poche à la température de 25 à 30°, se dessèche rapidement, se réduit très-facilement en poussière fine, ainsi que nous ne saurions trop le répéter, pénètre jusque dans les alvéoles pulmonaires avec l'air inspiré, et y sème les germes virulents.

Il crachera exclusivement dans un crachoir à moitié rempli de liquide, soit d'eau simple, soit d'une solution antiseptique (liqueur de Van Swieten, eau phéniquée, solution de sulfate de cuivre, etc.) Ces crachoirs de formes variées, que l'on trouve actuellement partout et à bon marché, sont de deux sortes.

Les uns, les plus simples, destinés à la chambre, à l'habitation, sont des vases arrondis, à large base pour être difficilement renversés, à ouverture fermée par un couvercle, percé d'un trou à son centre et articulé sur le côté. Ils sont en verre vert, en faïence, ou en tôle émaillée.

Les autres, crachoirs de poche (modèle du Dr Dettweiler), sont des petits flacons de verre bleu, aplatis, contenant environ 80 cmc. et munis en haut et en bas d'une ouverture, afin de pouvoir pour le nettoyage faire passer facilement un courant d'eau. Ces deux ouvertures sont fermées par des couvercles métalliques à ressort, s'appliquant hermétiquement comme dans les encriers. On y met une petite quantité de liquide, pour empêcher la dessication des crachats.

Les malades ne doivent jamais sortir sans ce crachoir de poche, peu encombrant, et si précieux pour la prophylaxie de la tuberculose.

Les crachats ainsi recueillis, il faut les détruire avec le plus grand soin. Le contenu des crachoirs est vidé dans les latrines, puis ils sont plongés dans l'eau bouillante qu'on a additionnée d'un peu de carbonate de soude, de cristaux, et où on les laisse bouillir pendant quelques minutes. Cette désinfection doit être faite chaque jour, au moins une fois.

Les crachoirs ouverts, contenant du sable, son, cendres, sont à bannir ; de même bien se garder de vider les crachoirs sur les fumiers, dans les cours et les jardins, où leur contenu peut tuberculiser les volailles qui le mangent.

Beaucoup de malades se refusent à emporter avec eux les crachoirs de poche. Pour eux, nous avons souvent improvisé un petit appareil de poche, qui leur donne plus aisément satisfaction, tout en présentant les mêmes conditions que le crachoir. Il consiste en un sachet de taffetas gommé souple, de la forme d'un portefeuille, de la grandeur du mouchoir plié, tapissé à l'intérieur de trois ou quatre feuilles de tarlatane ou de gaze qu'on a préalablement imbibées de liqueur de Van Swieten ou de toute autre solution antiseptique. Grâce à l'imperméabilité du taffetas, la gaze se conserve humide, ainsi que le crachat. A la fin de la journée, ce petit appareil est brûlé au feu, et remplacé le lendemain par un nouveau.

Ainsi traités les crachats cesseront d'être la source contagieuse la plus fréquente et la plus redoutable ; et la société n'aura plus rien à craindre du contact des tuberculeux. Cela est si vrai qu'au voisinage des sanatoria, où ces règles sont bien observées, on ne constate pas de cas plus nombreux de phtisie qu'avant leur installation.

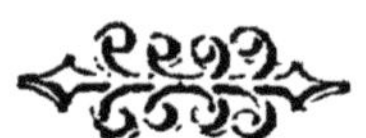

CHAPITRE III

LA LUTTE DE LA FAMILLE

La famille a un rôle des plus importants à remplir dans cette lutte de l'humanité contre le fléau qui la décime et y fauche tant de victimes à tous les âges de la vie. Ce rôle comporte surtout des devoirs à l'égard du malade, et des précautions destinées à éviter la contagion et la propagation aux autres membres de la famille.

Des uns et des autres elle sera instruite par son médecin ordinaire, ainsi que par la lecture des chapitres qui précèdent.

Non seulement en effet le médecin a le devoir de révéler au tuberculeux lui-même la nature et la gravité de son mal, pour en obtenir une obéissance absolue dans le traitement ; mais surtout il ne doit jamais manquer à l'obligation de pareille révélation aux proches du malade, tant dans l'intérêt de ceux-ci que dans le sien propre et celui de son malade.

Son intérêt personnel lui en fait une nécessité. Jaloux de sa réputation et soucieux de sa responsabilité, il n'hésitera pas à déclarer son diagnostic, aussitôt qu'il sera solidement établi dans son esprit. L'hésitation n'est permise que lorsqu'il y a doute. Il abordera, bien entendu, cette révélation avec tous les ménagements, toutes les délicatesses que lui suggèrera son cœur, mais aussi avec toute l'autorité qui impose la confiance et commande l'obéissance. Possédant la foi en la guérison, il la fera partager facilement au malade et à ceux qui l'entourent; et en ceux-ci il trouvera des collaborateurs de tous les instants, quand il aura su leur montrer le but et leur faire comprendre les moyens de l'atteindre.

Quant à la première émotion, quelque troublante et pénible qu'elle soit, elle sera vite atténuée par l'assurance de la curabilité de l'affection; et tous rassurés sur le résultat de la maladie joindront leurs efforts, uniront leurs forces pour guider leur malade dans la bonne voie, et en même temps prendront eux-mêmes vis-à-vis de l'ennemi, du bacille, une attitude défensive.

Par ces mille procédés qu'imaginent l'affection et la tendresse, ils dissiperont la tristesse de leur malade, développeront et entretiendront son espérance, et obtiendront l'exactitude et la régularité dans le traitement, la patience et la prudence.

Qui a vu la tendresse ingénieuse de la mère près de son enfant malade, de la femme près de son mari tuberculeux, de la sœur près de son frère phtisique, peut vraiment juger de l'influence morale d'un être cher sur le malade, qui redevient un grand enfant, docile, confiant, aimant. C'est l'action bienfaisante du médecin qui se continue longtemps après sa visite, mais avec combien plus de douceur, de prévenances affectueuses, de tendres caresses ! Les natures les plus insensibles, les plus rebelles sont vite gagnées par de pareils témoignages.

Ce rôle moral, si précieux au malade, ne doit pas faire oublier à ceux qui l'entourent, les dangers que sa présence leur fait courir. Eclairés sur la nature du mal, instruits sur les causes et les conséquences de cette affection, éminemment contagieuse, ils recourront de suite aux armes dont ils peuvent disposer pour lutter avantageusement contre le bacille, ou plutôt pour éviter toute rencontre.

Ils auront toujours présent à l'esprit que les deux modes de transmission les plus fréquents sont l'inhalation par les voies respiratoires, et l'ingestion dans les voies digestives, et de suite, avec exactitude et attention, observeront les mesures propres à empêcher cette propagation à eux-mêmes, aux amis, aux domestiques, à toutes les personnes avec lesquelles ils sont en fréquentation.

Règles prophylactiques pour opposer une barrière à la contagion. — Ces règles se déduisent des notions étiologiques que nous avons exposées précédemment : elles comprennent tous les moyens que nous avons conseillés pour éviter les sources de contage, suivant les provenances du bacille.

Le Congrès pour l'étude de la tuberculose de 1888 les a rédigées sous forme d'instructions, à peu près comme il suit :

« Nous ne saurions trop répéter que la source contagieuse la plus fréquente et la plus redoutable réside dans les crachats des phtisiques. Presque inoffensifs tant qu'ils restent à l'état liquide, ils deviennent très dangereux dès qu'ils sont réduits en poussière. Ils prennent rapidement cette forme pulvérulente, lorsqu'ils sont projetés sur le sol, les planchers, les carreaux, les murs ; lorsqu'ils souillent les vêtements, les couvertures, les objets de literie, les tapis, les rideaux, etc. ; lorsqu'ils sont reçus dans des mouchoirs, des serviettes.

« C'est alors que desséchés et pulvérulents, ils sont mis en mouvement par le balayage, l'époussetage. Cette poussière, suspendue dans l'air, pénètre dans les voies respiratoires, sur les muqueuses, et devient ainsi un danger permanent pour les personnes qui séjournent dans cette atmosphère souillée. »

C'est donc contre ce crachat, et nous ne saurions trop le répéter, crachat qui porte la maladie et souvent la mort, que doivent être dirigées les plus grandes précautions. Il sera toujours reçu, comme nous l'avons dit, dans des crachoirs contenant une certaine quantité de liquide, antiseptique de préférence : ces crachoirs, dans l'habitation privée, seront aussi nombreux qu'il sera utile, pour n'être pas déplacés d'une pièce dans une autre. Ainsi le malade en aura à sa portée dans sa chambre, dans sa salle à manger, etc., et bientôt il ne sera plus tenté jamais d'avoir recours à son mouchoir. Chaque jour, bien entendu, ces crachoirs seront vidés dans les cabinets, et nettoyés à l'eau bouillante.

Les linges, chemises, serviettes de table et de toilette, mouchoirs, qui servent à l'usage personnel du malade, doivent être l'objet de soins spéciaux. Il faut se garder de les mettre en contact avec tout autre linge sale, mais les faire tremper et les laisser même séjourner quelque temps dans l'eau bouillante ou légèrement antiseptique, la solution faible, par exemple, de sulfate de cuivre, pierre bleue, avant de les livrer au blanchissage. Il est utile que les vêtements, les couvertures soient de temps en temps, s'il est possible, passés à l'étuve à désinfection.

Il faut éviter de coucher dans le lit d'un tuberculeux, et autant que possible ne pas habiter sa chambre. Il n'a pas trop pour lui seul de l'air respirable qu'elle contient, et d'un autre côté malgré les plus grandes précautions, quelques bacilles peuvent s'égarer dans les objets de literie, sur les meubles, et devenir ainsi un grand danger pour la cohabitation. Le mari et la femme feront donc chambre à part ; ils se priveront également de baisers lèvres à lèvres : car la salive du malade est dangereuse, et même tout ce qui approche sa bouche est à redouter. De là la nécessité de couverts, de verres, de tasses, qui lui soient particuliers et ne servent qu'à son usage personnel.

La chambre du malade sera elle-même soumise de temps en temps à la désinfection, pour détruire les germes, que des négligences presque inévitables laisseront se répandre autour du tuberculeux. Cette désinfection s'imposera surtout après l'abandon de cette pièce par le malade, soit dans les maisons privées, soit dans les hôtels ou garnis. Elle sera partielle ou complète. La désinfection partielle comprendra le lavage des parquets avec une solution de sublimé à 1 0/00, ou de sulfate de cuivre, vitriol bleu, 50 0/00, ou de sulfate de fer ou de chlorure de zinc ; la combustion du soufre, à raison de 20 grammes par mètre cube de capacité de la chambre qui doit rester hermétiquement close pendant une journée. Les vapeurs d'acide sulfureux se répandent partout, et antiseptisent à la fois murs, parquets, tentures, literie.

Pour opérer la désinfection complète, même lavage des parquets ainsi que des meubles. Les papiers sont enlevés, et remplacés par des neufs ; — ou les murs sont blanchis à la chaux ;

— les boiseries sont revernies, les peintures renouvelées. Les tentures, matelas, couvertures sont portés à l'étuve à desinfection.

En dehors des crachats, nous avons vu que la cause la plus fréquente de l'infection tuberculeuse réside dans l'alimentation par l'ingestion de produits contaminés. On rencontre le bacille dans le lait, les viandes, sur les fruits d'étalage, etc.

« Le lait, dont la provenance est le plus généralement inconnue, doit attirer spécialement l'attention des mères et des nourrices, en raison de l'aptitude des jeunes enfants à contracter la tuberculose, Il meurt annuellement à Paris plus de 2,000 tuberculeux âgés de moins de deux ans.

« La mère tuberculeuse ne doit pas nourrir son enfant ; elle doit le confier à une nourrice bien portante, vivant à la campagne, dans une maison non hantée par des phtisiques, où, avec les meilleures conditions hygiéniques, les risques de contagion sont beaucoup moindres que dans les villes.

« L'allaitement naturel étant impossible, si on le remplace par l'allaitement artificiel avec du lait de vache, celui-ci doit toujours être bouilli, ou mieux encore stérilisé au moyen de ces appareils spéciaux, dont celui de Soxtlet est le type.

« Le lait d'ânesse ou de chèvre, non bouilli, offre moins de danger.

« La viande des animaux tuberculeux doit être prohibée par les pouvoirs publics. La cuisson à fond en détruit les bacilles, dans les viandes contaminées ; toute viande suspecte sera donc bouillie ou rôtie à point.

« L'usage d'aller boire du sang dans les abattoirs est dangereux; il est du reste sans efficacité. » (*Instructions au public*, Congrès contre la Tuberculose de 1888.)

Les fruits qui ont séjourné dans les boutiques ou aux étalages, exposés à toutes les poussières, peuvent devenir la cause de contamination. Il est donc prudent, avant de les manger, de les laver à l'eau filtrée, ou de les peler, ou de les faire cuire, le feu détruisant à leur surface tout germe dangereux.

Il entre aussi dans le rôle de la famille de lutter contre les prédispositions héréditaires.

L'enfant, né de parents tuberculeux, doit être, dès sa naissance, éloigné de la ville, et placé à la campagne. S'il est possible, on ne l'allaitera pas au biberon, mais on lui donnera une nourrice saine et vigoureuse. Plus tard, on le soustraira à toutes les influences qui favorisent l'éclosion de la tuberculose, l'air confiné, l'alimentation défectueuse, les boissons alcooliques. On combattra les diathèses, scrofule, arthritisme, etc., par une hygiène et un traitement appropriés. Pour fortifier sa peau, assurer son bon fonctionnement, et favoriser ainsi la nutrition générale, on le soumettra dès son jeune âge à des pratiques hydrothérapiques, comme la lotion froide, le drap mouillé, la douche froide, etc. Les bains sulfureux, et surtout les bains salés et les bains de mer stimuleront le système nerveux, favoriseront la nutrition, et feront d'une vitalité inférieure une vitalité meilleure et plus résistante.

Au moment du choix d'une carrière, les parents pèseront de toute leur influence pour engager leurs enfants débiles et prédisposés dans les professions qui se font au grand jour, loin de l'air empesté des villes. Ils sacrifieront leurs ambitions personnelles pour la santé et la vie de leurs enfants; ils résisteront à cette tendre, mais combien coupable sollicitude, qui les pousse à les diriger vers les situations intellectuelles et sédentaires. Ils ne craindront pour eux ni les travaux pénibles, ni les exercices fatigants : l'air et la lumière en feront aisément tous les frais.

Bien convaincus de l'action néfaste de l'alcool, ils élèveront leurs enfants dans une tempérance absolue, et sauront leur inspirer le dégoût d'une boisson dont l'abus conduit plus souvent à la tuberculose, qu'il ne mène aux affections du foie, des reins ou du système circulatoire.

« Faire de l'enfant un petit paysan, changer la vie urbaine pour la vie agreste, la vie dans les champs, la privation de soleil par l'exposition au soleil, la crainte du froid par sa recherche, le repos par l'activité, les exercices intellectuels par les musculaires, en un mot, vivre de la vie naturelle : là est en réalité la vraie prophylaxie. » (Peter.)

Mariage des Tuberculeux. — En principe, dans l'intérêt de la famille et dans celui de la race, le mariage devrait être interdit à toute jeune fille ou à tout jeune homme atteint ou soupçonné de tuberculose.

Le mariage expose en effet la femme à des fatigues et à des dangers, grossesse, lactation, etc., qui diminuent sa résistance organique, et ne peuvent par conséquent qu'avoir une influence fâcheuse sur la marche de l'affection. Combien voyons-nous de jeunes femmes, dont la santé était quelque peu chancelante avant le mariage, qui étaient anémiées, dyspeptiques, cachant les germes d'une tuberculose qui ne se traduit encore extérieurement par aucun signe. Mais survienne une première grossesse avec son action débilitante, l'anémie et la dyspepsie s'accusent davantage ; la malade est fatiguée, elle est prise d'une petite toux sèche et quinteuse, elle a des vomissements répétés ; et le médecin bientôt découvre à l'un des sommets du poumon des signes trop évidents de bacillose. Ou l'affection, malgré les soins les mieux entendus, fait de rapides progrès, soit que la grossesse soit interrompue dans son cours par un accident, soit qu'elle soit menée à terme, et conduise vite la malade à la cachexie finale ; ou plus généralement elle évolue lentement, présentant même souvent à partir du quatrième mois une amélioration notable, qui fait renaître l'espoir dans le cœur de la femme et tout autour d'elle, accalmie qui passe parfois pour la guérison. Mais de combien peu de durée est cette satisfaction générale! La délivrance est à peine terminée de quelques jours, que bientôt éclate une recrudescence de la maladie de poitrine; la toux s'installe à nouveau pénible et quinteuse, l'expectoration est abondante, les sueurs sont profuses, la fièvre est tenace; la débilité générale, l'amaigrissement marchent rapidement, et après quelques semaines, quelques mois la malade s'éteint.

Le jeune homme entaché de tuberculose n'est pas du fait du mariage exposé aux mêmes causes débilitantes; mais combien d'autres sont de nature à diminuer sa résistance. Les nécessités du ménage l'obligent à un excès de travail; les soucis de la famille le mettent dans l'obligation de se dépenser davantage, moins préoccupé de sa santé personnelle que du bien-être des siens. Avec ce changement de vie, son organisme faiblit, sa santé se détraque, la tuberculose, jusque-là à l'état latent, éclate tout à coup à grand fracas; il vomit du sang, a la fièvre, tousse, crache; c'est une phtisie qui débute, et suivra une marche plus ou moins rapide. Puis du reste le noble but du mariage, assurer la conservation de l'espèce, est-il ici véritablement bien rempli? Les sujets en voie de tuberculisation, quels enfants vont-ils procréer? Si, comme on le pense aujourd'hui, ils ne lèguent pas à leurs enfants les germes de la phtisie, ils leur transmettent du moins un tempérament propice à l'évolution de ces germes. Ces enfants sont dans leur bas-âge une proie pour la méningite; plus tard, s'ils échappent à la scrofule, ils courent les risques des tumeurs blanches, mal de Pott, et autres affections bacillaires; enfin à 15, 20, 30 ans ils font de la tuberculose pulmonaire à l'occasion du moindre contage et de la plus petite cause de débilitation générale.

Cependant il serait inhumain de généraliser cette interdiction et de la faire atteindre tout sujet dans les antécédents familiaux duquel on retrouverait la tuberculose : ce serait du coup supprimer l'institution du mariage. Combien peu de familles, en effet, sont irréprochables au point de vue de l'hérédité; et un cas isolé de cancer, folie ou tuberculose, n'est pas suffisant pour tarer toute une génération et la soumettre à des lois d'exception.

Que les médecins se bornent donc à défendre le mariage à ceux qui présentent des signes de tuberculose avérée, et à ceux chez qui ils soupçonnent une tuberculose latente. A ceux-là l'assurance de la curabilité de leur affection adoucira cette interdiction, qui pourra être levée après un traitement toujours prolongé, lorsque la guérison sera nettement établie.

Sanatorium privé. — Depuis quelques années se sont élevés en Allemagne, en Suisse, en France, des établissements ou sanatoria, destinés au traitement méthodique des tuberculeux, et dans lesquels ils retrouvent presque la vie familiale.

Construits dans des régions où l'air est pur et le climat tempéré, à distance des grandes agglomérations humaines, ils sont aménagés avec tout le soin que réclame le traitement hygiénique de la phtisie. Là le malade possède la chambre idéale, l'alimentation abondante et variée, il respire jour et nuit un air pur et réconfortant, n'ayant d'autre souci que celui de sa guérison, sous la surveillance continue d'un médecin expérimenté.

Malheureusement ces établissements fermés ne sont pas à la portée de toutes les bourses ; les riches seuls peuvent s'y installer. Mais la porte en est fermée devant les modestes et les pauvres, ceux-là chez qui surtout sévit le terrible mal.

Les plus réputés sont ceux de Gorbersdorf, de Falkenstein, de Nordrach, en Allemagne ; de Leysin, en Suisse ; du Canigou, en France. Les cures qui y sont faites, avec leurs résultats brillants, commencent à saisir l'attention générale, et à exciter dans le monde médical et même dans le monde officiel un courant d'enthousiasme, qui, espérons-le, ne tardera pas à devenir fécond en institutions du même genre, destinées aux humbles et aux malheureux.

CHAPITRE IV

LA LUTTE DE LA SOCIÉTÉ

Comme nous l'avons dit et démontré déjà, aucune maladie ne cause dans un pays plus de ravages que la tuberculose. C'est un fléau social dont l'action continue et destructive fait un nombre de victimes bien plus considérable que ces épidémies, pestes, choléra, etc., terribles, mais passagères, qui jettent l'effroi et la panique parmi les populations, et contre lesquels les pouvoirs publics mobilisent de suite toutes leurs forces, dirigent toutes leurs armes.

Le succès du reste, proclamons-le ici, a récompensé leur zèle, puisque, dans ces dernières années, ces épidémies ont été arrêtées dans l'œuf, grâce à des mesures hygiéniques sévères, ou même se sont brisées contre les cordons sanitaires que les États opposaient prudemment à leur marche.

Mais habitués que nous sommes au contact

des poitrinaires et à la vue de ces malheureux épuisés par la phtisie, nous sommes naturellement portés plutôt à l'indifférence ou à la pitié, et nous fermons volontiers les yeux devant les dangers auxquels expose pareille maladie contagieuse, mais silencieuse. Nous ne nous sentons jamais envahis par ce violent sentiment de crainte et d'épouvante, par cette angoisse poignante qui subitement, à l'annonce d'une épidémie, étreint et affole tout un peuple, sentiment aussitôt fertile en mesures hygiéniques et préventives de première nécessité. Tant il est vrai que c'est un faible de l'humanité de mépriser et de dédaigner un danger connu, quelque menaçant qu'il soit, mais de s'affoler devant le péril inconnu, inaccoutumé!

Aujourd'hui néanmoins que nous connaissons mieux la nature du mal, ses désastres, et les moyens de le prévenir et de le combattre, une pareille indifférence, une semblable apathie constitueraient une faute lourde et inexcusable pour la société. C'est au contraire un devoir impérieux pour les Etats d'entrer activement dans cette lutte contre la tuberculose, et de prendre les mesures les plus sérieuses pour diminuer les causes de cette terrible morbidité qui affaiblit la race, de cette énorme mortalité qui favorise la dépopulation. A mal social, il faut opposer un remède social; à l'hygiène individuelle doit s'unir l'hygiène sociale, dictée, imposée et surveillée par les pouvoirs publics.

Or voyons donc de quelles ressources ils disposent et se sont servis jusqu'à ce jour dans cette lutte contre le bacille, pour arrêter, d'une part, sa dissémination et son envahissement, et pour d'autre part secourir ceux qui déjà ont été atteints par lui. Nous y joindrons quelques desiderata, auxquels nous souhaitons d'être pris en considération pour le plus grand profit de la population.

I. Règlements de police. — Depuis quelque temps, on voit à Paris dans les omnibus, tramways, lieux publics, casernes, des écriteaux avec cette inscription : « Défense de cracher », ils rappellent au public avec raison et à-propos le rôle du crachat desséché dans la transmission de la tuberculose.

Il serait à souhaiter que des ordonnances sévères assurassent de temps en temps la désinfection des voitures publiques qui servent si souvent au transport des contagieux ; — des wagons qui à certaines époques emportent vers le Midi tant de tuberculeux. Les Compagnies de chemins de fer, plus soucieuses de leurs intérêts et des dommages que pourrait leur réclamer leur clientèle marchande, désinfectent bien leurs wagons à bestiaux ! De même pour les hôtels, les maisons meublées dont les chambres si souvent sont occupées, surtout dans certaines localités, par des phtisiques qui y laissent des germes susceptibles de contagion sur les personnes qui leur succèdent. Là une surveillance très minutieuse devrait assurer l'exécution d'une ordonnance, qui épargnerait ainsi bien des vies, ce mode de transmission étant des plus fréquents.

Dans les lieux publics, musées, écoles, théâtres, l'administration devrait mettre et entretenir des crachoirs à solution antiseptique. Malheureusement elle est impuissante pour recueillir et détruire les crachats bacillifères rejetés tous les jours dans les rues de nos villes : c'est au tuberculeux lui-même, instruit sur les dangers que fait courir son crachat, d'avoir à cœur et à conscience de ne pas cracher par terre.

Pourquoi aussi la tuberculose n'existerait-elle pas dans la liste des maladies infectieuses pour lesquelles la préfecture de police a rendu la déclaration obligatoire ? La désinfection pourrait alors être assurée par les soins de l'autorité publique, ainsi qu'elle fonctionne pour les autres maladies épidémiques.

Pour prévenir la contagion par ingestion de de viandes tuberculeuses, on a créé un service d'inspection des viandes qui fonctionne dans chaque abattoir. On doit détruire par le feu toute viande mauvaise, ou même suspecte.

Les vacheries également devraient être l'objet d'une surveillance sanitaire très minutieuse. Aujourd'hui, grâce à la tuberculine de Koch, il est facile de découvrir la tuberculose chez des animaux présentant les apparences de la meilleure santé : toute vache, ainsi inoculée avec succès, doit être impitoyablement sacrifiée. La désinfection fréquente des étables s'impose surtout dans les grandes villes.

Les lois de répression contre l'alcoolisme doivent être fidèlement observées ; nous avons vu en effet quel rôle prépondérant il fallait attribuer à l'intoxication alcoolique dans la genèse de la phtisie. De même pour celles qui règlent l'exercice des professions réputées insalubres : allumettiers, peintres, mineurs, etc.

Il serait à souhaiter vivement que l'Etat prit l'initiative d'une loi, réglementant le nombre de mètres cubes d'air nécessaire à chaque ouvrier, et évitant ainsi tous les méfaits de l'air confiné et de l'entassement dans des locaux trop exigus, sombres, humides, mal aérés, véritables foyers de contagion bacillaire.

II. Etablissements hospitaliers. — A Paris et dans les grandes villes, on reçoit les phtisiques dans les hôpitaux généraux exclusivement par humanité, pour épargner aux regards du public le spectacle lamentable d'une mort dans la rue, mais sans aucun espoir de les guérir ou même d'améliorer leur état. Du reste ils ne s'y présentent guère qu'à la dernière extrémité, lorsque le mal a déterminé des lésions incurables, incompatibles avec la vie.

Dans la classe ouvrière en effet le malade va jusqu'au bout; obligé de nourrir sa famille par son travail quotidien, imbu de préjugés contre l'hôpital, il ne s'arrête que lorsqu'il n'a plus de forces, et qu'il a épuisé ses dernières ressources en médications souvent bien inutiles.

C'est alors qu'il songe à l'hôpital et que commence, trop fréquemment, la plus triste odyssée,

L'hôpital, tel qu'il est organisé actuellement, est destiné à recevoir les malades atteints d'affections aiguës, et les lits ne doivent pas, en principe, être immobilisés par les chroniques. Aussi, le malheureux phtisique est-il repoussé tant qu'il est en état de marcher : il a beau frapper successivement à la porte de tous les hôpitaux, partout il a même accueil, il est renvoyé avec une petite ordonnance de consolation, sans même la moindre parole d'espérance.

Bientôt, miné par les privations et par la cachexie, ou épuisé par l'hémoptysie, une voiture d'ambulance l'emmène un matin à l'hôpital, obligé enfin de s'ouvrir devant le moribond qui y entre pour rendre à bref délai le dernier soupir. C'est un refuge à la mort, non une maison de traitement.

A Paris, on a bien créé dans deux hôpitaux, à Laënnec et à Lariboisière, des services spéciaux pour les phtisiques : mais outre qu'ils sont insuffisants, ils ne reçoivent guère que des incurables, des phtisiques très avancés, et du reste ne présentent aucune des conditions nécessaires pour un traitement rationnel.

Il faudrait créer des hôpitaux spéciaux pour les poitrinaires, de préférence dans le voisinage des grands centres, où la maladie est surtout fréquente, et d'où les parents pourraient facilement venir visiter leurs malades. Les frais en seraient grands à la vérité ; mais les avantages obtenus ne les compenseraient-ils pas largement? Le sort de ces pauvres malheureux en serait notamment amélioré : beaucoup guériraient et seraient rendus à l'Etat et à leur famille, capables de travailler ; les hospices généraux seraient ainsi déchargés; les malades pauvres cesseraient d'être une charge, une cause de ruine pour leur famille ; la propagation de la maladie serait entravée, et on pourrait espérer de voir, avec le temps, diminuer le si grand nombre de phtisiques.

Il y aurait lieu même d'établir deux catégories d'hôpitaux, les uns destinés aux incurables qui y trouveraient un logement sain, une nourriture abondante, la tranquillité, la bienveillance qui adouciraient leurs derniers moments ; on y prolongerait leurs jours, sans constituer un danger de contage ; les autres pour les malades curables, avec l'aménagement, les soins que réclame la cure hygiénique bien comprise, vrais sanatoria de pauvres, et en même temps écoles d'hygiène d'où le malade sortirait avec une éducation spéciale et des habitudes qui par la suite le rendraient inoffensif pour la société.

Pourquoi l'Etat ne ferait-il pas du reste pour les adultes et les vieillards ce que fait l'assistance privée pour les enfants? Qui ne connaît les bienfaits de l'OEuvre des Hôpitaux marins, et les services rendus aux enfants scrofuleux et tuberculeux par les établissements de Pen-Bron, d'Arcachon, d'Hyères, de Saint-Pol-sur-Mer, etc. Et cette autre institution de bienfaisance, l'OEuvre des Enfants tuberculeux, avec son dispensaire à Paris, et ses deux hôpitaux dans les environs, à Ormesson et à Villiers-sur-Marne, n'est-elle pas capable, à si juste titre, par ses résultats brillants, de soulever notre admiration, et d'encourager l'Assistance publique dans une voie si féconde en guérisons?

Le conseil municipal de Paris semble avoir compris toute la portée de ces bienfaits, et d'accord avec l'Assistance publique, il fait élever à Angicourt (Oise) un établissement sur le modèle des sanatoria allemands. Là seront admis des tuberculeux parisiens, en trop petit nombre malheureusement, puisqu'il n'y a que 100 lits, et soumis au traitement hygiénique et à la cure d'air. C'est un essai qui, nous n'en doutons pas, donnera les résultats les plus heureux, dépassera même les espérances, et encouragera à la création d'établissements similaires. suffisants enfin pour recevoir, guérir et soulager tous ces malheureux, aux souffrances physiques et aux angoisses morales desquels la pitié et la commisération doivent bien une compensation. L'intérêt de l'Etat lui-même n'est-il pas triplement en jeu ? Tout malade est une non-valeur qui cesse de contribuer par le travail à la prospérité publique ; il est un danger permanent, une source de contage pour ceux qui l'entourent ; la mortalité par tuberculose est telle, qu'elle constitue la plus grande cause de dépopulation. Si l'Etat n'a pas d'action sur la natalité qui, chez nous, diminue progressivement, il peut et doit, en favorisant la guérison des phtisiques, contribuer à la prolongation de la durée de la vie, et ainsi maintenir sa population et sa situation économique en Europe.

Faire connaître et mettre à la portée de toutes les intelligences des notions médicales simples et précises, de date récente, mais acquises aujourd'hui définitivement à la science, tel a été, nous le répétons, notre but en écrivant ces lignes. Si nous avons réussi à bien faire comprendre et à graver profondément dans les esprits ces notions élémentaires, nous avons la ferme conviction que, mises scrupuleusement en pratique, elles restreindront de plus en plus les épouvantables ravages de la plus cruelle maladie, de cette faucheuse d'hommes bien plus meurtrière que les guerres et les épidémies.

Souhaitons donc très légitimement que notre petit opuscule franchisse la porte de toute famille, riche et surtout pauvre, pour y apporter aux uns la guérison et l'espérance, aux autres une hygiène mieux entendue et toute garantie de conservation de la santé.

Ajoutons que nous serions heureux de voir l'Etat organiser, ainsi que l'a proposé déjà le Dr Armaingaud, des conférences pour faire l'éducation du public en ce qui concerne la prophylaxie de la phtisie. Pour cela il serait facile d'utiliser le concours toujours dévoué et empressé des médecins, et surtout celui des instituteurs et institutrices, qu'une courte étude de la question transformerait vite en hygiénistes capables de semer la bonne parole dans les villes, comme dans les coins les plus reculés des campagnes. Ce serait les officiers de la grande armée humaine, dirigeant le combat contre l'armée adverse, l'armée des bacilles, dont les microscopiques bataillons ne tarderaient pas à être anéantis.

Semblable proposition, pour propager les connaissances hygiéniques dans la population, était faite dernièrement au Congrès de Moscou par un médecin viennois, le Dr Burgerstein, et nous ne saurions trop nous y associer, approuvant pleinement les moyens qu'il indique dans ce but.

1° Instruction des parents concernant l'hygiène de l'enfant dès sa génération; pour cela distribution systématique de courtes brochures à la portée du peuple par les fonctionnaires officiels intervenant à des occasions convenables (mariage, déclaration de naissance, inscription à l'école publique).

2° Instruction de la jeunesse dans les écoles primaires, après l'instruction des futurs instituteurs dans les écoles normales.

3° Instruction de la population adulte par des conférenciers; protection des sociétés pour l'instruction du peuple, et des bibliothèques populaires qui ont pour but l'instruction hygiénique.

4° Allocation d'une somme spéciale annuelle dans le budget des Etats, pour le but si important et productif qu'est l'instruction hygiénique du peuple.

TABLE DES MATIÈRES

CHAPITRE III. — *La lutte de la famille.*

CHAPITRE IV. — *La lutte de la Société.*

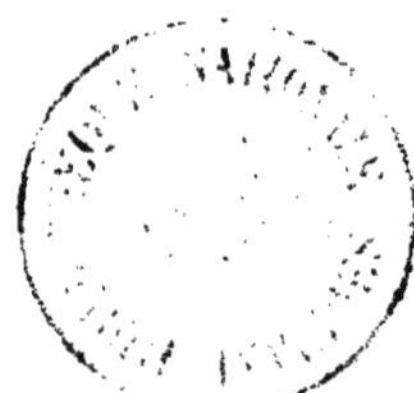

Paris. — Imprimerie G. Pisquoin, 53, Rue de Lille.

3 7511 00176707 1

www.ingramcontent.com/pod-product-compliance
Ingram Content Group UK Ltd.
Pitfield, Milton Keynes, MK11 3LW, UK
UKHW020248220726
13923UKWH00002B/866